NOUVEAU PROCÉDÉ

D'EXTRACTION DE CATARACTE

PAR

LE Dr R. LIEBREICH,

Professeur d'ophthalmologie,
Chirurgien de l'hôpital Saint-Thomas à Londres.

PARIS

GERMER BAILLIÈRE, LIBRAIRE-ÉDITEUR

MADRID, C. BAILLY-BAILLIÈRE, PLAZA DE TOPETE, 16.

1872

NOUVEAU PROCÉDÉ

D'EXTRACTION DE LA CATARACTE

La méthode d'extraction de Graefe et ses remarquables résultats ont donné lieu à des études auxquelles la plupart des ophthalmologues ont pris part. Un grand nombre d'opérations faites en suivant strictement les prescriptions de Graefe, et des statistiques basées sur des observations consciencieuses, ont prouvé l'incontestable supériorité de l'incision périphérique sur le lambeau.

J'ai pour ma part suivi une voie différente.

Je ne me suis pas senti complétement satisfait par le procédé de Graefe pour des raisons que je développerai plus loin; toutefois je n'ai pu me dissimuler que le nombre relatif de suppurations qu'occasionne l'extraction à lambeau n'était pas compensé même par une netteté parfaite dans ses meilleurs résultats. J'ai donc cherché un procédé qui réunît les avantages des deux méthodes, et qui autant que possible en évitât les inconvénients ; je devais le trouver par une analyse soigneusement comparée des deux méthodes relativement au mécanisme même de l'opération, à la marche de la guérison et aux résultats définitifs.

Il me paraît nécessaire, pour expliquer ce qui suit, de présenter ici les points principaux ressortant de ce parallèle. Comparons d'abord les deux méthodes relativement à la forme, à la position de l'incision et à la manière de la faire.

L'incision de Graefe, à l'origine, était faite autant que possible dans la sclérotique, dans l'intention d'éviter le tissu de la cornée qu'on supposait être moins favorable à la guérison. Plus tard il fit la section plus près de la cornée ; tout en restant au delà et au-dessus de la limite cornéenne, au moins quant à la surface de la plaie.

Ce qui caractérise le plus la différence entre l'extraction à lambeau et l'extraction linéaire, c'est la forme de la plaie qui, dans le procédé de Graefe, s'approche de la ligne droite autant que c'est possible sur un globe.

En effet, l'extraction à lambeau, en formant une plaie qui occupe presque la moitié d'un cercle, offre des conditions mécaniques toutes différentes pour les temps ultérieurs de l'opération. La plaie linéaire reste fermée, même pendant les mouvements excentriques de l'œil, et il faut exercer une certaine pression sur les bords de la plaie pour l'ouvrir. Le lambeau, au contraire, a une si grande tendance à s'ouvrir, qu'un mouvement de l'œil, ou la moindre pression du doigt, suffit pour rendre la plaie béante. De là la différence dans l'accouchement du cristallin dans les deux méthodes. Après la formation du lambeau et après la déchirure de la capsule, une légère pression produit une rotation du cristallin autour du point de son équateur qui est le plus éloigné de la plaie, pendant que la partie située du côté de la plaie s'avance ; par cette rotation, le cristallin en poussant l'iris en avant, glisse le long de sa surface postérieure comme la tête de l'enfant le long du périnée ; il force enfin la résistance

du sphincter de la pupille et se présente dans la plaie.
Rien de ceci ne peut se produire dans la méthode de
Graefe. L'incision linéaire et la déchirure de la cristalloïde faites, une pression sur les bords de la plaie force,
il est vrai, le cristallin à avancer, mais il fait ce mouvement sans rotation, poussant tout l'iris également en
avant, sans jamais prendre la direction vers la plaie.
C'est pourquoi, dans ce procédé, il est indispensable, pour
des raisons mécaniques, d'exciser toute la partie de
l'iris située du côté de la plaie, et cela de la périphérie
jusqu'au bord pupillaire. Une aussi large excision de
l'iris ne suffit même pas encore pour produire la sortie
du cristallin au moyen d'une simple pression exercée sur
le bord de la plaie. Aussi se servait-on d'abord d'instruments à traction, tels que les curettes de Bowman et de
Critchett ou les crochets de Graefe. Plus tard, l'introduction de ces instruments fut remplacée par des manipu-
lations externes qui consistent à passer une petite curette
en caoutchouc ou en écaille le long de la surface de la
cornée de bas en haut avec une légère pression ayant
pour but de pousser le cristallin vers la plaie.

C'est sur la tendance plus grande du lambeau à s'ouvrir que repose, et selon moi exclusivement, la différence
qui existe entre les deux méthodes dans la marche de la
guérison, les mesures de précautions qu'elle exige, et les
résultats définitivement obtenus.

On a cru pendant quelque temps que les résultats plus
favorables des opérations de Graefe tenaient à la tendance
de guérison plus grande du tissu sclérotical comparativement à la cornée; il ne peut guère rester de doute à ce

sujet maintenant. Car il a été bien prouvé que, même dans les incisions qui sont encore faites d'après le plan primitif, c'est la partie superficielle de la section seulement qui appartient à la sclérotique, la partie plus profonde de l'incision appartient au contraire toujours à la cornée.

Quant à la position périphérique de l'incision de Graefe, j'ai acquis la conviction que non-seulement elle n'exerçait aucune influence favorable, mais qu'au contraire elle devait être considérée comme le côté défectueux de son procédé.

J'aurai à revenir sur ce point.

La forme linéaire de la plaie avec sa tendance moindre à s'ouvrir, reste donc le point principal du procédé de Graefe, auquel nous devons, comparativement à l'extraction à lambeau, un nombre relativement moins considérable de suppurations totales. C'est également la forme linéaire qui fait que les précautions à prendre après l'opération et les privations imposées au malade sont devenues moins rigoureuses et qu'enfin le pronostic, qui, dans l'ancienne méthode, varie selon la constitution du patient, est devenu infiniment plus favorable, même pour les sujets faibles, décrépits, à cornées minces et flasques.

Ce dernier fait même ne me paraît pas dépendre des conditions nutritives défavorables du lambeau, mais d'une raison purement mécanique. La plaie linéaire, même dans une cornée qui se plisse ou s'affaisse par manque d'élasticité, se referme, aussitôt l'humeur aqueuse reproduite, ce qui n'arrive pas toujours pour le lambeau.

Malgré tous ces avantages de l'incision linéaire périphérique, l'opération de Graefe me parut cependant trop compliquée et trop violente, la sortie du corps vitré et les hémorrhagies dans la chambre antérieure pendant l'opération, l'enclavement de l'iris dans les coins de la plaie et l'iritis après l'opération trop fréquente ; enfin je ne trouvai pas les résultats les plus favorables obtenus par ce procédé suffisamment nets et parfaits en comparaison des meilleurs résultats donnés par l'extraction à lambeau.

Si on examine soigneusement ces inconvénients, on trouve qu'ils peuvent tous être rapportés à la cause principale, c'est-à-dire à la position périphérique de l'incision,

Cette position périphérique est la raison pour laquelle :

1° Il est mécaniquement impossible de faire sortir le cristallin sans iridectomie ;

2° L'excision de l'iris doit être large et étendue, afin d'éviter une trop grande disposition à l'engagement de l'iris ;

3° Il devient nécessaire de pratiquer l'opération en haut, de façon à couvrir une partie de cette large pupille par la paupière supérieure. L'extraction du cristallin en haut est rendue beaucoup plus difficile par la tendance de l'œil à fuir en haut ; — conséquemment :

4° Pendant toute l'opération, l'œil doit être tenu ouvert au moyen d'un écarteur, et maintenu *en bas* par des pinces à fixation. Ceci est non-seulement douloureux et irritant pour l'œil, mais encore occasionne

5° Assez fréquemment la sortie du corps vitré à la-

quelle l'incision périphérique prédispose par elle-même.
La sortie du corps vitré et l'hémorrhagie dans la chambre antérieure sont les principaux obstacles à l'enlèvement complet de tous les débris de la substance corticale.
Ceci amène :

6° Ces formes graves de l'iritis, qui sont entretenues par l'irritation permanente causée par les restes gonflés lu cristallin derrière l'iris.

Je m'étais parfaitement rendu compte de ces inconvénients après avoir suivi pendant quelque temps le plan primitif de Graefe, et je proposai en conséquence quelques modifications dans un article sur la cataracte, que j'écrivis pour le *Nouveau Dictionnaire de médecine et de chirurgie.* Ce ne fut là qu'un premier pas ; depuis lors, pendant les quatre dernières années, je suis arrivé, par une longue série d'expériences systématiques, à une méthode que je considère aujourd'hui, après plus de trois cents opérations pratiquées de cette manière, comme définitive.

Je commençai par m'éloigner de plus en plus du bord de la cornée vers le centre, de façon que toute l'incision se trouvât *comprise* dans la cornée, à l'exception de la ponction et de la contre-ponction qui dépassent la cornée d'un millimètre.

Le milieu de cette section se trouva ainsi environ à 1ᵢ2 ou 2 millimètres en dedans du bord de la cornée (fig. 1), par conséquent presque au point vers lequel l'équateur du cristallin se tourne, quand le cristallin, par une légère pression vers le bord de la plaie, est amené à ce mouvement de rotation dont j'ai parlé plus haut à propos de

l'extraction à lambeau. Avec cette forme et cette position
de la plaie, une large excision de l'iris ne devenait plus

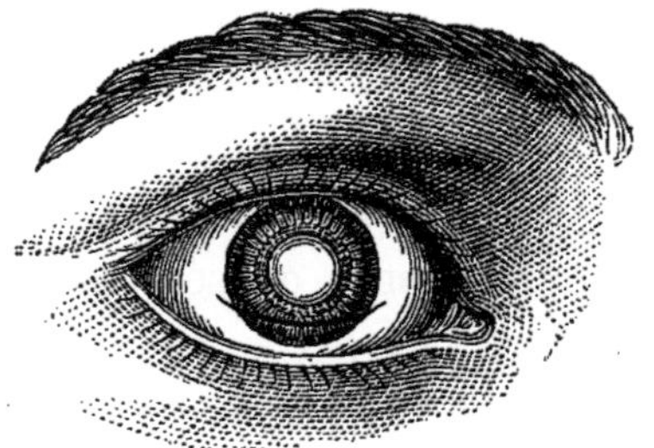

Fig. 1.

indispensable ; je coupai donc les morceaux de l'iris toujours plus étroits et plus courts, jusqu'au moment où
j'abandonnai complétement l'iridictomie. Je vis alors
que même sans former de véritable lambeau, on pouvait
arriver au mécanisme par lequel l'équateur du cristallin
peut forcer la résistance du sphincter de la pupille et de
l'iris pour se présenter dans la plaie. Du moment où l'iridectomie était abandonnée, je n'avais plus besoin d'écar-
teurs et de pinces à fixation, ce qui rendait tout le cours
de l'opération beaucoup plus doux et presque sans dou-
leur. L'incision ne perd rien par là de sa précision, on
lui donne avec le couteau de Graefe, même sans fixation, la plus parfaite régularité.

J'opère donc actuellement de la manière suivante :

Le malade est couché sur le dos et n'est chloroformé
que s'il le demande instamment. La pupille a été, autant
que possible, dilatée la veille avec de l'atropine ; l'opérateur se tient debout derrière la tête du malade s'il
opère l'œil droit, au côté gauche du malade s'il s'agit de
l'œil gauche. Un aide n'est pas indispensable. Tout l'ap-

pareil chirurgical consiste en deux instruments, c'est-à-
dire un couteau de Graefe aussi étroit que possible, et
en un cystitome que porte à l'autre extrémité une cuillère de Daviel. On peut même réunir tout en un seul
instrument qui porte à un bout une cuillère de Daviel, et
dans l'intérieur un cystitome mobile.

Je suppose qu'on opère l'œil droit : dans ce cas l'opérateur saisit la paupière supérieure avec l'index de la
main gauche, tandis qu'il pose légèrement le médius dans
le coin interne de l'œil sur la sclérotique (fig. 2). Le couteau, dont le dos est tourné en arrière, est tenu horizon-
talement de la main droite, et sa lame inclinée de façon
à former avec le méridien horizontal de l'œil un angle
d'environ 45°. On le fait pénétrer dans la sclérotique à
1 millimètre environ du bord externe de la cornée, à
l'endroit indiqué dans la figure, sans changer sa direc-

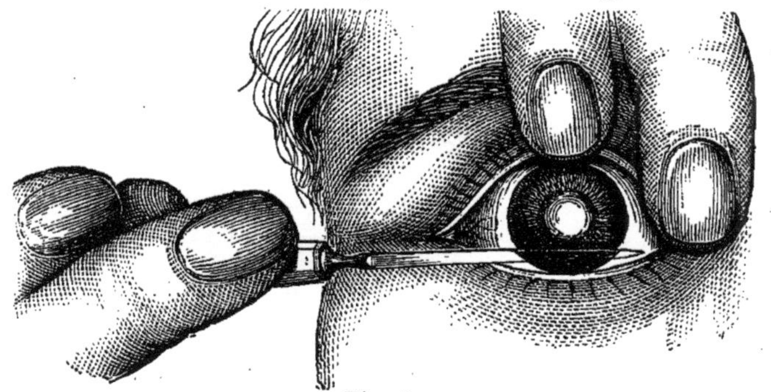

Fig. 2.

tion ; le couteau glisse au travers de la chambre antérieure jusqu'à l'endroit opposé pour y faire la contre-
ponction, de telle sorte que la pointe apparaît dans la
sclérotique, à 1 millimètre ou un peu moins, au delà
du bord de la cornée. Le couteau est alors avancé assez

loin pour qu'en le retirant l'incision soit achevée ; tout
en complétant l'incision, on laisse la paupière retomber.

Le second temps de l'opération consiste dans la déchirure soigneuse de la cristalloïde.

Pour le troisième temps, on se sert de la cuillère de
Daviel, en l'appuyant légèrement contre la partie inférieure du bord de la cornée, pendant que l'index de la
main gauche, qui tient la paupière supérieure, opère à
travers la paupière, sur le point le plus élevé de la
cornée, une très-légère pression (fig. 3). On imprime par
ce moyen au cristallin une légère rotation ; son bord inférieur s'avance de la façon déjà indiquée contre la partie
postérieure de la surface de l'iris, pousse l'iris en avant,
glisse le long de l'iris jusqu'au bord de la pupille, surmonte l'obstacle du sphincter, et s'engage enfin librement dans la plaie, qui est rendue béante par l'application
pe la cuillère de Daviel. Une légère pression donnée par

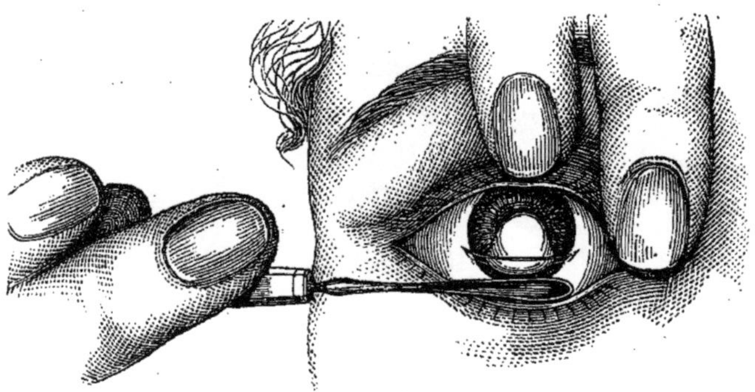

Fig. 3.

le mouvement de l'index de la main gauche, qui glisse la
paupière supérieure de haut en bas sur la cornée, suffit
alors pour compléter la sortie du cristallin.

Ce même mouvement de la paupière est encore em-
ployé pour chasser les débris de substances corticales
qui peuvent être restés, après avoir au préalable chassé
ces débris de derrière l'iris vers la pupille, au moyen
d'un léger frottement exercé sur la paupière fermée.

S'il se trouve ensuite que la pupille ne paraisse pas
encore ronde, mais que son bord semble engagé dans la
plaie, on lui rend sa position normale par un mouvement de la paupière inférieure en haut, ou, si cela ne
suffit pas, par l'introduction de la curette.

J'instille ensuite généralement quelques gouttes d'atropine et je ferme les yeux avec un bandeau.

Quels sont donc les avantages de mon procédé ?

1° De toutes les méthodes d'extraction, c'est certaine-
ment la plus simple et la moins douloureuse ;

2° Elle est incontestablement la plus facile à exécuter,
et n'exige pas une grande pratique ; elle se recommande
par là aux opérateurs, qui n'ont que de loin en loin l'oc-
casion d'opérer une cataracte, et aux patients qui ne peuvent se rendre dans un grand centre pour s'y confier à
des chirurgiens exercés. Cette facilité plus grande d'o-
pérer ôte tout prétexte à l'abaissement de la cataracte,
qui, tout en étant généralement et justement condamné,
n'en est pas moins encore quelque fois pratiqué;

3° Elle est préférable à l'extraction en lambeau, à cause
de la précision et de la constante régularité de l'incision.
L'incision à lambeau acquiert rarement la régularité qui
peut théoriquement lui être demandée, même lorsqu'elle
est faite par l'opérateur le plus exercé, avec les meilleurs
aides, le malade le plus endurant, ou sous l'influence du

chloroforme, avec l'emploi de l'écarteur et de l'instrument à fixation. C'est tantôt sa hauteur ou sa largeur qui n'est pas celle qu'on avait l'intention de donner, tantôt sa position qui est incorrecte, ou la plaie qui est irrégulière. Ceci tient en partie à la forme difficile de l'incision elle-même, mais surtout, d'après ma conviction, au mécanisme par lequel le couteau à cataracte doit faire l'incision.

Mon incision, au contraire, peut aisément être faite en lui donnant pour chaque cas particulier exactement la forme et la position voulues, même avec un malade indocile, sans aide, sans écarteur et sans fixation. Cela dépend uniquement de la facilité avec laquelle on peut choisir la place de la contre-ponction, retirer le couteau et lui faire percer un autre point, si une erreur a été commise dans le choix de la contre-ponction, de la liberté enfin avec laquelle, en terminant l'opération, on peut changer l'inclinaison de la lame du couteau, si c'est nécessaire.

Un peu d'habitude suffira à chaque opérateur pour éviter ces corrections, et pour faire la contre-ponction aussi bien que toute l'incision, sans changement et selon l'intention première.

4° Elle a sur la méthode de Graefe l'avantage d'une position plus favorable du terrain opératoire, et par conséquent celui d'éviter par là les inconvénients causés par la position périphérique de la plaie, que nous avons indiqué page 7.

5° Elle contraste favorablement, ainsi que la méthode de Graefe avec l'extraction à lambeau, relativement à la marche de la guérison, en raison de la moindre influence qu'exercent l'âge, la constitution, l'état général de la santé, la saison et d'autres causes encore, en raison aussi du moins de sévérité à exercer envers le malade pour le repos qu'il doit garder après l'opération, et par-dessus tout en raison de la moindre tendance à la suppuration de la cornée.

6° Les avantages de ma méthode sur celle de Graefe sont prouvés par les résultats définitifs ; d'une part elle n'amène pas un nombre de suppurations totales plus grand que la méthode de Graefe, et d'autre part mes meilleurs résultats sont identiques aux meilleurs résultats de l'extraction à lambeau, en ce qui concerne la perfection optique, et si je puis m'exprimer ainsi : la perfection anatomique.

Ma méthode s'applique à toutes les cataractes, il faut excepter celles qui suivent :

1° Les cataractes stratifiées, qui ne doivent être traitées que par l'iridectomie.

2° Les cataractes, qui dans la première enfance ne doivent être opérées que par des discisions répétées.

3° Les cataractes liquides (discisions avec une large aiguille).

4° Les cataractes partielles, sans noyau, résorbées en partie, et par conséquent surtout les cataractes traumatiques pour lesquelles une discision est suffisante.

Dans tous les autres cas de cataracte, on peut employer mon procédé, ainsi que je l'ai exposé. Tout au plus doit-on varier un peu la largeur de l'incision et sa légère courbure selon la grosseur du noyau, la consistance de la substance corticale, et surtout selon le rapport qui existe dans un cas donné, entre la grandeur de la cataracte et celle de la cornée.

Pour une substance corticale complétement ramollie, un petit noyau et une cornée suffisamment grande, on n'a qu'à faire la ponction et la contre-ponction un peu plus bas, près du bord de la cornée, et à donner, par l'inclinaison moindre de la lame du couteau une forme strictement linéaire à l'incision. Pour un grand noyau dur, au contraire, et pour une substance corticale visqueuse incomplétement *mûre*, il est nécessaire, surtout si la cornée se trouve exceptionnellement petite, de faire la plaie plus large et un peu plus courbée ; la place de la ponction et de la contre-ponction se trouvera alors un peu plus rapprochée du méridien horizontal de l'œil, et la lame aura une inclination un peu plus grande que 45°.

On peut de cette façon donner dans tous les cas une étendue suffisante à la plaie, sans augmenter sa tendance à l'écartement, et enlever la cataracte la plus volumineuse avec facilité, sans avoir recours à aucune manœuvre violente. Cette plaie est même suffisante pour l'extraction du cristallin dans sa cristalloïde. Si, dans un cas de ce genre, on voulait se servir du procédé de Pagenstecher il faudrait, il est vrai, combiner mon insicion avec l'iridectomie. Le procédé de Delgado peut, au contraire, s'employer sans iridectomie.

Pour décider s'il est plus utile de combiner l'iridectomie avec mon incision, il faudrait établir des stastistiques comparées, basées sur un très-grand nombre d'opérations. J'espère que je ne serai pas le seul à apporter dans ces recherches le résultat de mes expériences et que beaucoup d'opérateurs accepteront mon procédé que je résumerai ainsi :

Pour éviter les inconvénients de l'incision périphérique de la méthode de Graefe, et celle de la hauteur du lambeau d'autre part, je propose, pour servir à un procédé nouveau d'extraction de cataracte, l'incision suivante, qui doit être pratiquée avec un couteau de Graefe aussi étroit que possible. La ponction et la contre-ponction placées environ à 1 millimètre au delà du bord de la cornée dans la sclérotique, tout le reste de l'incision pratiquée avec une légère courbure dans la cornée, de telle sorte que le milieu de l'incision se trouve éloigné de 1 millimètre et demi à 2 millimètres environ du bord de la cornée. Cette incision peut être faite en haut ou en bas, avec ou sans iridectomie, et le cristallin peut, par ce moyen, être extrait avec ou sans cristalloïde.

Si l'extraction s'opère par le bas sans iridectomie, comme je le fais maintenant, l'opération se réduit à un degré de simplicité tel, que nous pouvons la pratiquer sans aide, sans écarteur, sans fixation, sans narcotique, avec deux instruments seulement.

Ce procédé offre en même temps l'avantage d'obtenir, par une opération chirurgicale peu dangereuse et peu douloureuse, le résultat idéal, c'est-à-dire, un état dans lequel l'œil opéré ne se distingue de l'œil normal que par l'absence du cristallin et par une cicatrice de la cornée difficile à retrouver.

Paris. Typ. A. PARENT, rue Monsieur-le-Prince, 31.